EAU

MINÉRALE ET BITUMINEUSE

DE VISOS,

ANALYSÉE A LUZ, EN 1833,

Par M. Bérard,

PROFESSEUR DE CHIMIE MÉDICALE, GÉNÉRALE, ET DE TOXICOLOGIE
A LA FACULTÉ DE MÉDECINE DE MONTPELLIER.

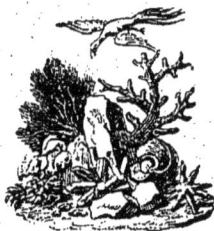

TARBES,

IMPRIMERIE DE F. LAVIGNE.

—

❖ 1837. ❖

EMPLOI

DE

L'EAU MINÉRALE

ET

BITUMINEUSE

DE VISOS.

Cette source minérale se trouve sur la rive droite du Bas-
tan, au couchant du village de Visos, et à une petite demi-
heure de distance de Luz (vallée de Barèges).

Elle surgit, de bas en haut, d'une roche abondante en
chistes carbonisés et en sulfure de fer. Sa température, à
son point d'émergence, est de *neuf degrés de Réaumur*,
bien plus froide qu'aucune autre source d'eau ordinaire qu'on
trouve dans ladite vallée.

Le volume de cette source minérale est très-petit, car
elle ne fournit, à l'heure, qu'au remplissage de 45 bouteilles bordelaises. Néanmoins, en considérant l'action éner-
gique qu'elle a pour les maux divers, dont il sera question
dans ce prospectus, elle équivaut, quoique son filet soit
minime, aux torrents des eaux minéro-thermales de Barèges,
de Cauterets, de Bonnes, de Bagnères-de-Luchon et autres, etc.

Le chemin de Luz à Visos est sans doute un des plus
mauvais qu'on trouve dans ladite vallée. On dirait, à le voir,
qu'il a été, jusqu'à ce jour, le point de mire d'un abandon

entier, de la part de ceux qui sont chargés de la viabilité des routes. Cependant, l'eau minérale de Visos, au rapport de l'ingénieur Lomet, était en grande vénération avant la découverte de celle de Barèges, puisqu'elle y attira la dernière reine de Navarre. Espérons que sous peu l'autorité voudra bien donner des ordres pour qu'on puisse se rendre sain et sauf à la source bitumineuse. Ces ordres exécutés, cette même autorité aura procuré aux étrangers une des promenades gracieuses qu'on trouve dans cette vallée, et surtout aux dessinateurs, des points de vue ravissants, et tels qu'on n'en aperçoit point dans le charmant vallon de Luz.

L'eau minérale de Visos est employée un peu tiède dans le traitement des plaies et ulcères atoniques, baveux et de mauvaise nature; en lotions, linges arrosés de cette eau, et en injections, dans celui des plaies fistuleuses des hommes et des animaux, et toujours sans inconvénient; mais si la plaie a une certaine irritation, il convient de mélanger à moitié l'eau de Visos avec de l'eau commune pour éviter une augmentation trop forte d'irritation.

Si une plaie est irritée aux premières lotions avec l'eau de Visos, cette circonstance paraît la retirer de son état d'indolence, favorise l'apparition de boutons charnus, et après avoir suspendu quelques jours l'emploi de cette eau, on la mélange à moitié avec de l'eau commune, alors que la première irritation a cessé, et la cicatrice est prompte et radicale.

Souvent, aux premières lotions, l'eau de Visos fait tomber les mauvaises chairs comme spontanément, et rend la plaie qui était baveuse, comme blanchie à la chaux après la chute des chairs corrompues.

Au moyen de lotions et frictions avec l'eau de Visos, tantôt un peu tempérée, et tantôt très-chaude, on enlève bien vite des douleurs rhumatismales les plus opiniâtres et rebelles à tous autres traitements, tels même qu'à la douche royale de Barèges, qui est si précieuse dans les affections de ce genre.

Quelquefois on obtient un plus heureux résultat en en usant à froid, telle que la nature la fournit, en l'employant sur les parties souffrantes : cela dépend des circonstances. Elle fortifie promptement les membres faibles, les nerfs, muscles, tendons, après des chutes, luxations, fractures...etc. Elle favorise chez les animaux la guérison des os fracturés aux jambes...etc, et guérit les jambes et les reins ou lombes perclus ou paralysés, des hommes et des bestiaux.

L'eau minérale de Visos est avantageuse en boisson à froid et à chaud, pure ou mélangée avec du lait, selon les circonstances, à la dose, par jour, de deux à trois verres, de demi litre et d'un litre...etc.

L'opinion des personnes qui en ont fait usage est que celui qui a bu deux verres d'eau de Visos, est bien malade s'il n'a pas d'appé it.

En effet, cette eau minérale donne de l'appétit et rétablit promptement les estomacs délabrés pour cause d'atonie seulement. Des personnes qui ne pouvaient digérer aucun liquide s'il n'était à la glace, digéraient aisément l'eau de Visos, prise à froid, et surtout à la source même, où elle dégage une quantité sensible de gaz acide-carbonique.

Désormais, appréciant la grande quantité de carbonate de chaux et de magnésie que contient l'eau minérale de Visos, quantité bien supérieure à celle qu'on a trouvé dans les autres sources minérales des Pyrénées, les médecins qui auront des malades qui ne pourront digérer le lait de vache ou d'ânesse, sont assurés d'avoir un moyen infaillible de le faire passer, en le faisant couper avec l'eau minérale de Visos, à froid ou à chaud, selon les circonstances.

Ce mélange aura un double avantage : d'abord, celui de fortifier l'estomac quand il est débilité, et ensuite celui de cicatriser insensiblement de petites érosions ou ulcères qui se trouvent quelquefois dans cet organe, sans que le médecin puisse s'en douter ; car s'il est vrai, et personne ne saurait en douter, que les propriétés si éminemment vulnéraires et cicatrisantes de l'eau de Visos, soient supérieures à celles de Barèges, témoins bien des médecins, et notamment M. le docteur Fabas, médecin-inspecteur des thermes de St-Sauveur, qui, de père en fils, l'ont toujours employée, depuis cinquante ans, avec le plus grand succès pour guérir des plaies et ulcères extérieurs, il semble et il paraît rationnel que, par analogie, des ulcères à la gorge, ou à l'estomac; doivent également céder à l'emploi de l'eau minérale de Visos, mitigée selon les cas avec le lait d'ânesse.

Elle a guéri, en en usant en boisson, des femmes réputées incurables pour cause de la révulsion de l'humeur laiteuse. Elle leur a fait rendre par les urines beaucoup de lait, comme caillé ou grumelé.

Les effets de l'eau minérale de Visos en boisson sont constamment, ou des urines chargées et abondantes, ou des ébullitions à la peau, ou bien des sueurs...etc, et tantôt plus de sommeil, et quelquefois moins, avec agitation et chaleur, selon l'idio-syncrasie des sujets qui en font usage. Elle paraît provoquer d'une manière sensible les menstrues supprimées, et, conséquemment, on doit s'en abstenir dans les cas contraires.

M. le docteur Ballard, chirugien en chef de l'hôpital thermal de Barèges, la dit supérieure à l'eau thermale de Barèges, pour ses vertus cicatrisantes et vulnéraires; c'est l'aveu qu'on trouve dans l'essai de ce docteur, publié en 1834, sur les eaux de Barèges.

Instruit des effets de l'eau minérale de Visos, à la fin de 1835, le savant Orfila a témoigné le regret de n'avoir pas connu plutôt cette eau minérale; il eût, dit-il, contribué à lui donner la renommée européenne dont elle lui paraît digne, en en parlant dans son grand dictionnaire de chimie médicale.

L'eau minérale de Visos a été analysée en 1833, par M. Bérard, professeur de chimie médicale, générale et de toxicologie à la faculté de médecine de Montpellier, et en 1835, par M. Fontan, chimiste-médecin, collaborateur du célèbre Barruel. M. le docteur Fontan, qui en a fait l'analyse à la source même, y a reconnu les mêmes substances que M. Bérard y avait trouvées : seulement, M. Fontan y a constaté de plus, la présence d'un principe ferrugineux très-sensible, qui est un *carbonate de fer*, principe qui dut évidemment échapper à M. le professeur Bérard qui l'analysa à Luz, où on la lui porta dans des bouteilles.

M. le docteur Troy, chirurgien en chef du 44me régiment de ligne, dans ce moment en garnison à Paris, l'a reconnue, en l'employant sur des soldats de son régiment, bien supérieure à tous les moyens pharmaceutiques dans le traitement des plaies. C'est aussi l'opinion de M. le docteur Sulpicy, inspecteur actuel des eaux de Barèges, et du docteur Duco, ancien chirurgien en chef de l'hôpital thermal de Barèges, ainsi que du docteur Fabas, inspecteur des eaux de St-Sauveur, et de bien d'autres médecins.

En gargarisme et en boisson, l'eau de Visos cicatrise, comme par enchantement, les ulcères intérieurs de la gorge. Elle est essentiellement utile dans le relâchement des gencives, et raffermit conséquemment les dents vacillantes, comme aussi, elle est très-salutaire dans presque tous les cas scorbutiques. De tous les dentifrices et odontalgiques, il est le plus sûr et simple moyen pour conserver la santé et la fraîcheur de la bouche, sans doute à cause du *principe bitumineux et du chlorure de calcium* que l'eau minérale de Visos contient. Son goût, vingt-quatre heures après qu'elle a été mise dans une bouteille, est celui de noisettes. Cette circonstance seule la distingue du reste des eaux sulfureuses des Pyrénées. On roule l'eau de Visos dans la bouche, soit pour nétoyer, soit pour raffermir les gencives et les dents.

Elle paraît avoir été favorable pour certains maux cancéreux.

Puissamment fondante et résolutive, au rapport de M. le docteur Fabas, inspecteur de St-Sauveur, l'eau minérale de

Visos, prise en boisson, et employée en fomentations et linges trempés dans cette eau appliqués sur certaines tumeurs, les a guéries, alors qu'elles avaient résisté aux bains et douches si puissants de Barèges. Ce docteur a quelquefois remarqué, en l'employant dans ce dernier cas, qu'elle opérait métastase ou transport ailleurs de l'humeur morbide. Très-utile dans bien des cas d'asthmes, elle est efficace pour inciser, détacher et faire expectorer les matières visqueuses et profondes qu'aucun autre moyen n'a pu faire expectorer à la suite de vieux rhumes.

Elle est utile dans les cas de rhumes atoniques seulement, et amène une expectoration facile.

Elle a aussi rétabli quelques voix faibles et éteintes.

Elle paraît avoir eu des résultats heureux dans quelques rhumatismes goutteux, en l'ayant employée à froid, tantôt un peu tiède, en lotions et linges arrosés de la même eau et appliqués sur les parties souffrantes. En boisson, l'eau bitumineuse de Visos a été très-favorable pour certains sujets atteints de vieilles siphilis pour lesquelles on avait employé de trop fortes quantités de préparations mercurielles. Elle a été très-utile pour certaines dartres, très-efficace en injection dans certaines ulcérations de la matrice : l'eau de Visos en a beaucoup guéries ; et combien n'en guérira-t-elle pas à l'avenir, du moment que le public médical voudra bien en observer les effets ?

L'immense avantage qu'a l'eau minérale de Visos sur toutes celles qu'on trouve dans les Pyrénées, est celui de conserver, pendant l'espace de trois et quatre ans, toutes les propriétés énergiques qu'elle possède quand elle est fraîchement puisée : circonstance inappréciable, et dont on peut facilement se convaincre en remarquant l'action sensible qu'elle a sur des plaies, en les lotionnant avec cette eau qu'on aura puisée dans une bouteille, et qu'on aura tenue débouchée pendant quinze jours. Néanmoins, vingt-quatre heures après que l'eau de Visos a été mise dans des bouteilles soigneusement bouchées et goudronnées, on ne sent plus le *gaz hydrosulfurique*, tandis qu'on sait que plus les eaux sulfureuses des Pyrénées séjournent en bouteilles, plus ce gaz s'y développe et finit même par devenir insupportable, tant il sent l'œuf pourri, à cause, sans doute, de la décomposition de la *substance organique* qu'elles contiennent, aujourd'hui connue sous le nom de *Glairine* ou *Barégine*.

L'eau minérale de Visos renferme aussi cette substance organique ; à la vérité, elle en diffère par quelques propriétés particulières dont parle le professeur Bérard dans son analyse.

Est-ce que le chlorure de calcium que l'eau minérale de Visos contient, substance si éminemment antiseptique et qu'on ne trouve dans aucune autre source sulfureuse des Pyrénées, n'empêcherait point la décomposition de la Barégine que l'eau de Visos renferme ?

De plus, les chistes carbonisés qu'elle baigne dans son trajet avant d'arriver à son point d'émergence, et qu'on aperçoit dans la roche d'où elle surgit, chistes au moyen desquels des chimistes, à Paris, sont parvenus à désinfecter spontanément les matières fécales et les chevaux jetés à la voirie, ne contribueraient-ils pas aussi à la conservation de l'eau minérale de Visos, et ne lui donneraient-ils pas les propriétés si remarquables qu'elle a de neutraliser les miasmes fétides que dégagent certains ulcères atoniques et baveux ?

Au public savant, et surtout aux chimistes, appartient aujourd'hui le soin d'étudier l'eau minérale de Visos, qui est une nouveauté en médecine ; elle est unique : ses effets sont quasi fabuleux, comme elle est aussi unique, par sa minéralisation, parmi les eaux minérales des Pyrénées.

La nature a de grands secrets : impossible à l'homme de pouvoir les saisir, et c'est envain que journellement il nous présente dans les gazettes une série de découvertes pour guérir toute espèce de maux, alors surtout qu'ils ne résistent que trop souvent à l'usage des eaux minéro-thermales, qui, néanmoins, ainsi qu'on le sait, ne sont que l'ouvrage des mains chimiques de la nature.

Plusieurs personnes ne manqueront pas indubitablement de dire qu'il n'est point possible que l'eau minérale de Visos soit utile pour le grand nombre de maux dont nous avons parlé.

Nous répondrons que nous n'avons indiqué cette eau minérale que dans les mêmes cas où les eaux de Barèges sont avantageuses, et qu'elles n'en diffèrent qu'à raison de faits plus éclatants, de cures plus promptes, plus assurées, et cette espèce d'infaillibilité dont l'Auteur de la Nature a bien voulu la doter en compensation du minime filet de sa source, suffisante néanmoins, à plus de mille malades, dans la même journée, en boisson, lotions, injections, fomentations ou bains locaux, puisque donnant *quarante-cinq bouteilles* bordelaises d'eau minérale par heure, plus de mille dans vingt-quatre heures, demi-bouteille suffirait, par jour, au plus grand nombre de malades. L'eau minérale de Visos, ainsi que nous l'avons dit plus haut, a l'immense avantage d'offrir aux malades, à quelle époque de l'année que ce soit, un moyen sûr pour guérir ou soulager les maux qui peuvent les accabler, en l'employant soit intérieurement, soit extérieurement, pour des plaies, des ulcères, rhumatismes, paralysies; attendu qu'elle conserve pendant long-temps toutes ses propriétés curatives : circonstance qui manque aux autres sources des Pyrénées, sauf à celles de Barèges, de Cauterets et Eaux-Bonnes, qu'on n'emploie qu'en boisson seulement, et qui sont même en état de décomposition, six à huit mois après de séjour en bouteilles. Nous donnons ici l'analyse de l'eau minérale de Visos.

ANALYSE

DE

L'EAU MINÉRALE

DE VISOS,

FAITE A LUZ, EN 1833,

Par M. Bérard,

PROFESSEUR DE CHIMIE MÉDICALE, GÉNÉRALE ET DE TOXICOLOGIE
A LA FACULTÉ DE MÉDECINE DE MONTPELLIER.

EAU MINÉRALE DE VISOS.

Dans le mois d'août 1833, me trouvant à Luz, j'ai soumis l'eau minérale de Visos à quelques expériences dont voici le résultat :

L'eau minérale de Visos, telle qu'elle m'a été remise en bouteilles, est claire et limpide ; elle n'avait rien laissé déposer lorsque je l'ai examinée, c'est-à-dire quelques heures après qu'elle avait été apportée de la source. Elle a l'odeur des eaux sulfureuses, et les réactifs amènent évidemment la présence de l'acide hydrosulfurique (hydrogène sulfuré).

Cette eau minérale contient aussi du gaz acide-carbonique libre, car elle précipite l'eau de chaux et les sels de plomb ; et le précipité par les sels de plomb que j'ai particulièrement examiné, est un mélange de beaucoup de carbonate de plomb et d'un peu de sulfate de plomb. C'est cet acide carbonique qui tient en dissolution le carbonate de chaux et de magnésie que cette eau contient aussi. L'ébullition doit dégager la plus grande partie de ce gaz acide. C'est ce que je n'ai pourtant pas éprouvé.

L'eau de Visos renferme une substance de nature organique analogue à la barégine ou glairine, mais qui m'a paru cependant se distinguer par quelques propriétés particulières. La proportion de cette substance estimée, en la détruisant par le feu, a été sur 10,000 grammes d'eau minérale de o grammes 340 milligrammes.

Quand on évapore l'eau de Visos dans une capsule, pendant cette opération, il se sépare une poudre blanche qui s'attache en partie aux parois de la capsule et qui est un mélange de carbonate de chaux et de carbonate de magnésie ; et si l'on pousse l'évaporation jusqu'à siccité et qu'on calcine, la matière noircit et répand une odeur bitumineuse qui est encore plus sensible quand on y verse un acide qui décompose les carbonates qui font partie de ce résidu. L'acide carbonique qui se dégage alors, a une odeur d'*Asphalte* très-prononcé. Ainsi l'eau de Visos est bitumineuse, et c'est la présence de ce bitume qui donne, à la matière organique (la Barégine) quelle contient, les propriétés particulières dont j'ai parlé.

La totalité des sels contenus dans l'eau minérale de Visos a été, d'après une seule analyse que j'ai faite et qui demanderait sans doute à être répétée pour qu'on pût ajouter une foi entière à ces nombres, de 2 grammes 247 milligrammes sur 10,000 grammes d'eau minérale. Ces sels sont principalement des carbonates et des sulfates. Ils ont pour base la chaux et la magnésie; il y en a aussi à base de soude.

Voici le résultat définitif de mon analyse :

L'eau de Visos contient du gaz hydrosulfurique combiné probablement avec la soude.

Elle contient en plus grande quantité du gaz carbonique libre.

Elle contient de plus, sur 10,000 grammes, les substances suivantes :

	gram.	millig.
Substance organique (barégine mêlée de bitume)......	0	340.
Carbonate de chaux..............	1	247.
Carbonate de magnésie...........................	0	256.
Sulfate de chaux................................	0	490.
Sulfate de magnésie...........	0	50.
Chlorure de calcium........................	0	180.

Carbonate de soude et chlorure de sodium, quantité très-petite.

TARBES. — IMPRIMERIE DE F. LAVIGNE.

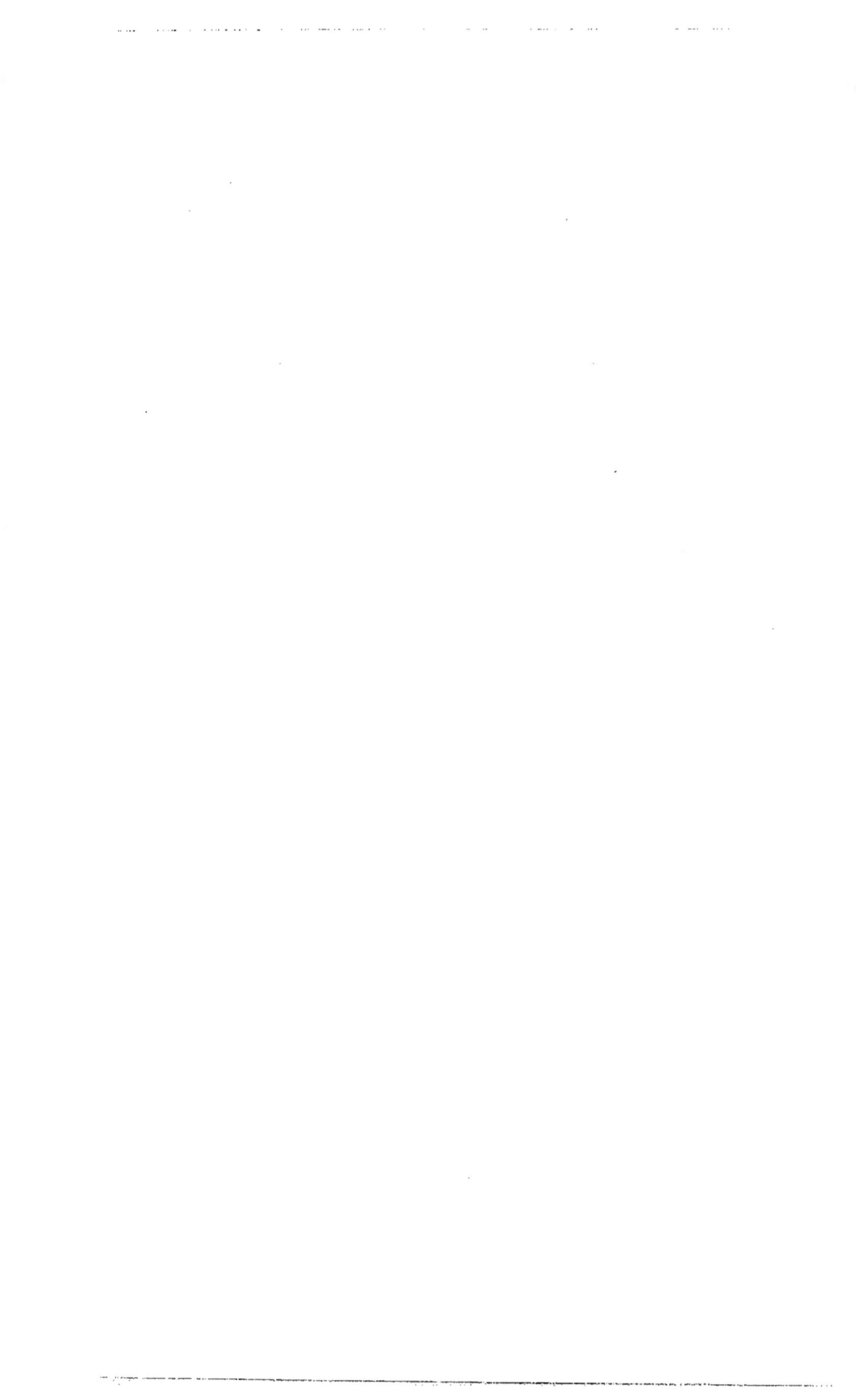

www.ingramcontent.com/pod-product-compliance
Lightning Source LLC
Chambersburg PA
CBHW050448210326
41520CB00019B/6117